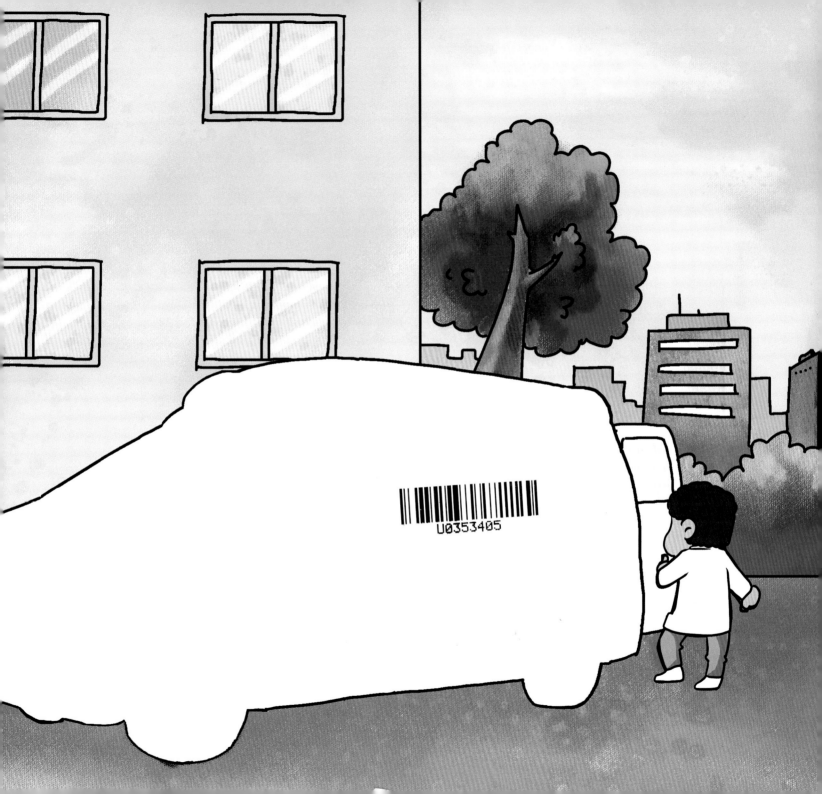

救护车是抢救病人的交通工具，当救护车警铃响起的时候，行驶在街上的汽车都要为它让路，开辟绿色生命通道。它承担着运送急症病人的重要使命。

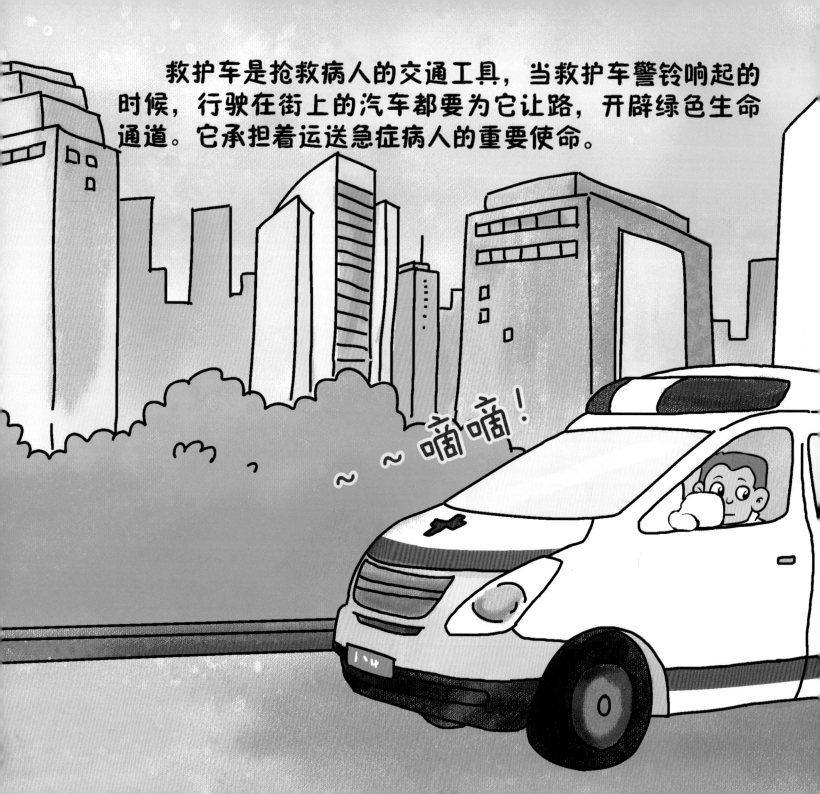

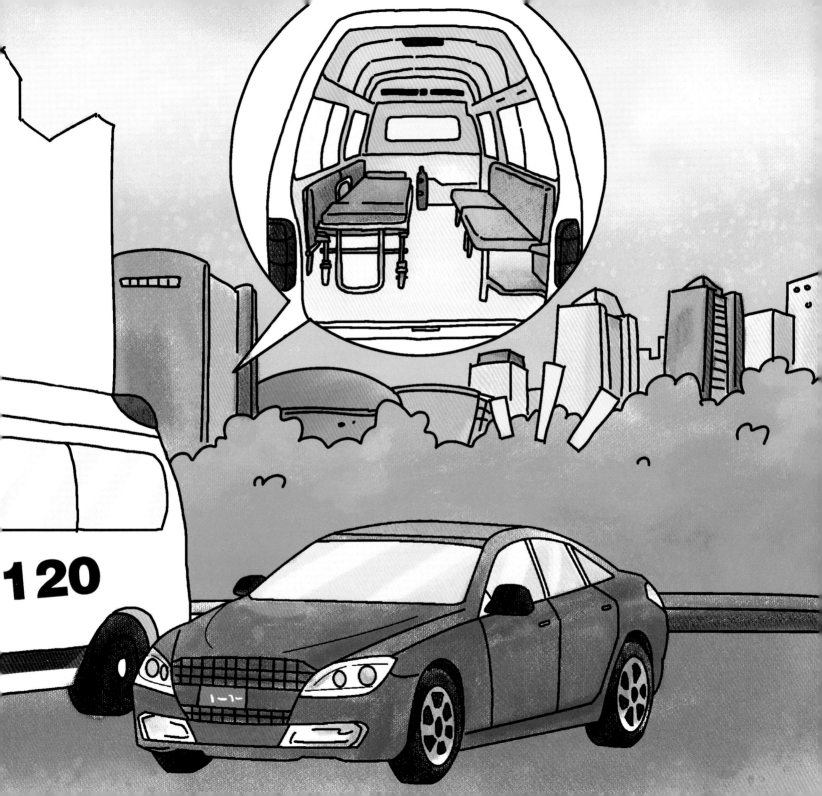

接到急诊电话，追追、梦梦和他们的助手迅速地提着急救箱奔向了救护车。

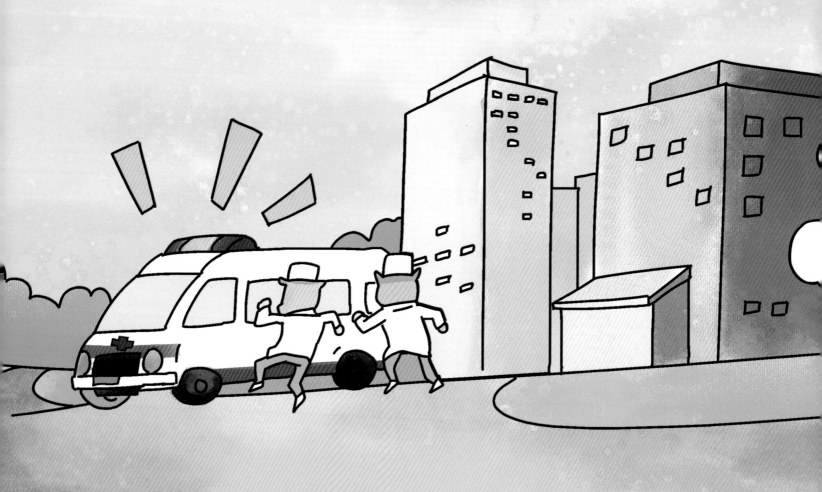

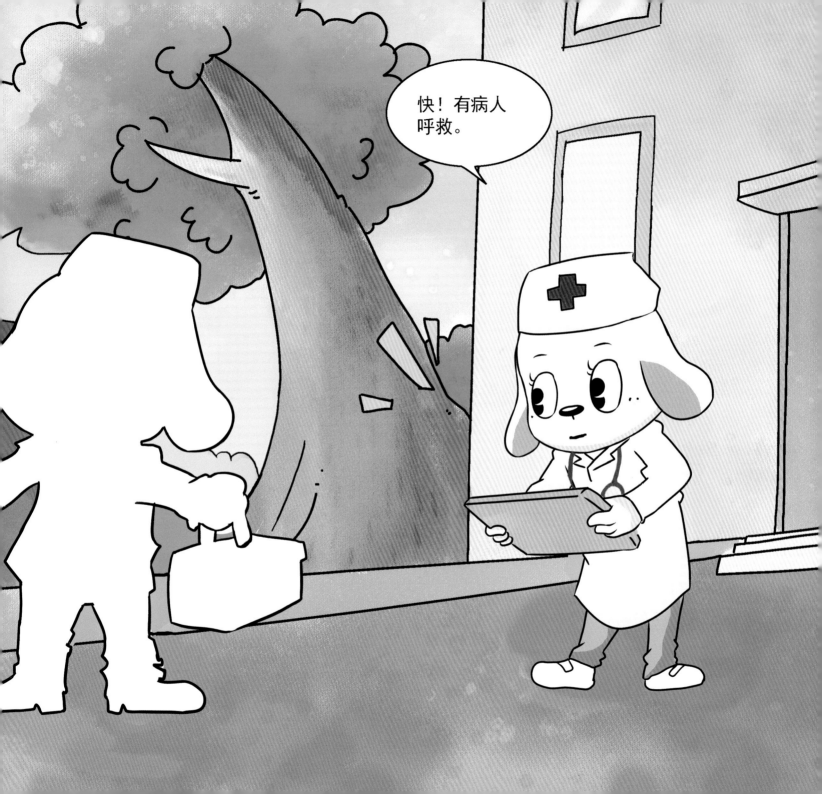

救护车拉起警铃，警笛声穿过追梦小镇的大街小巷，街上的汽车都纷纷避让，他们都希望追追和梦梦能够早点到达求救现场。

病人的病情刻不容缓，你能找到一条快捷的途径到达现场抢救病人吗？

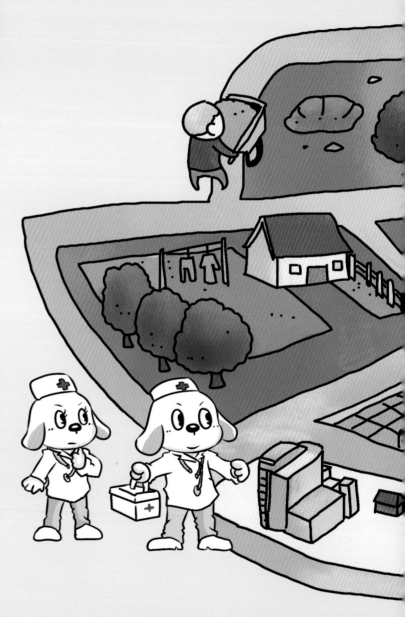

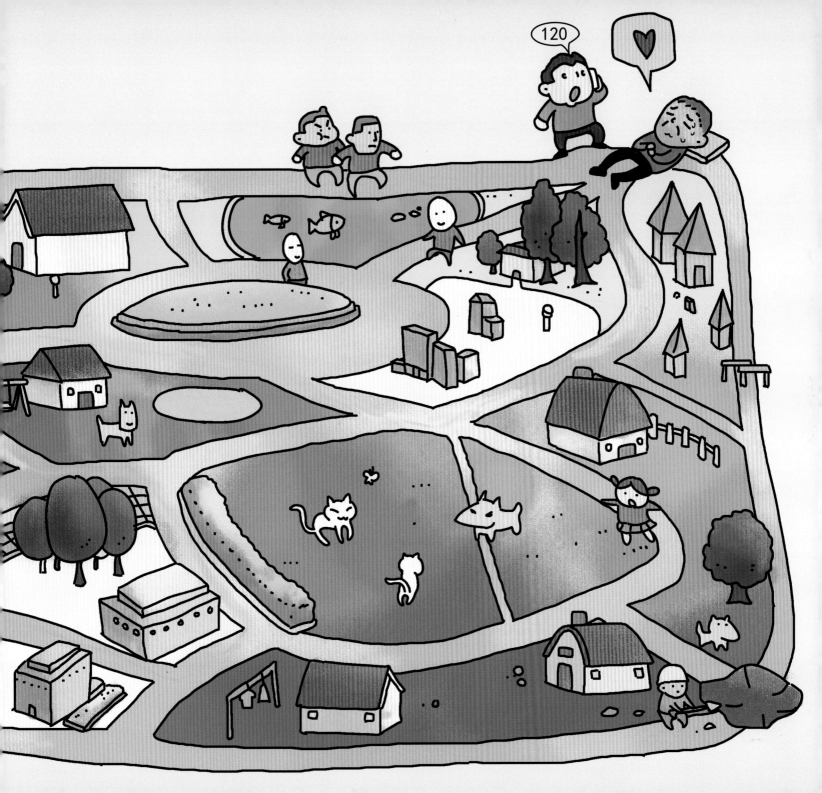

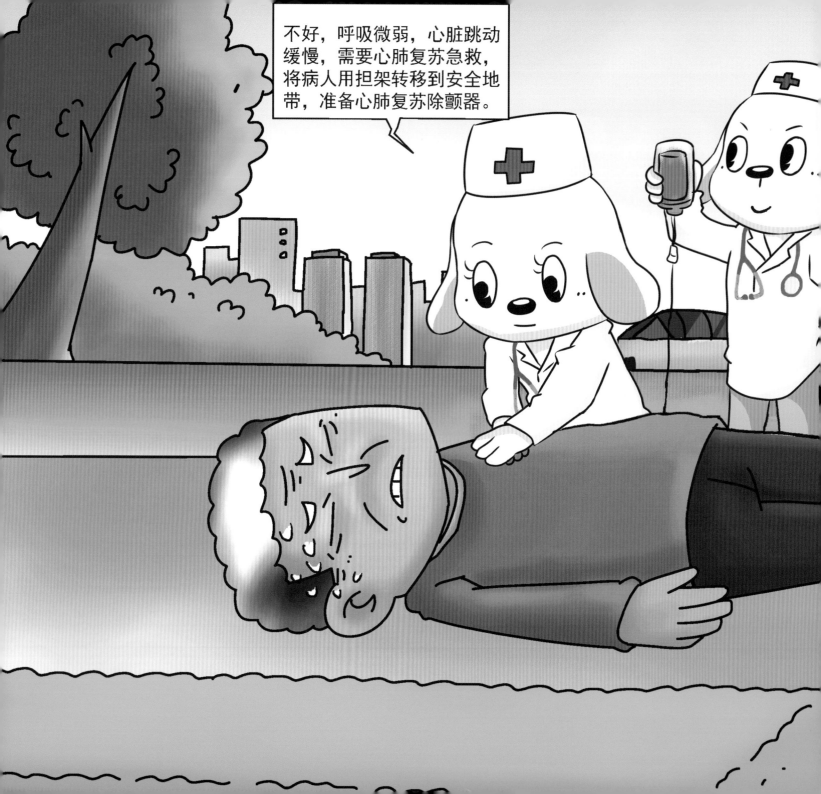

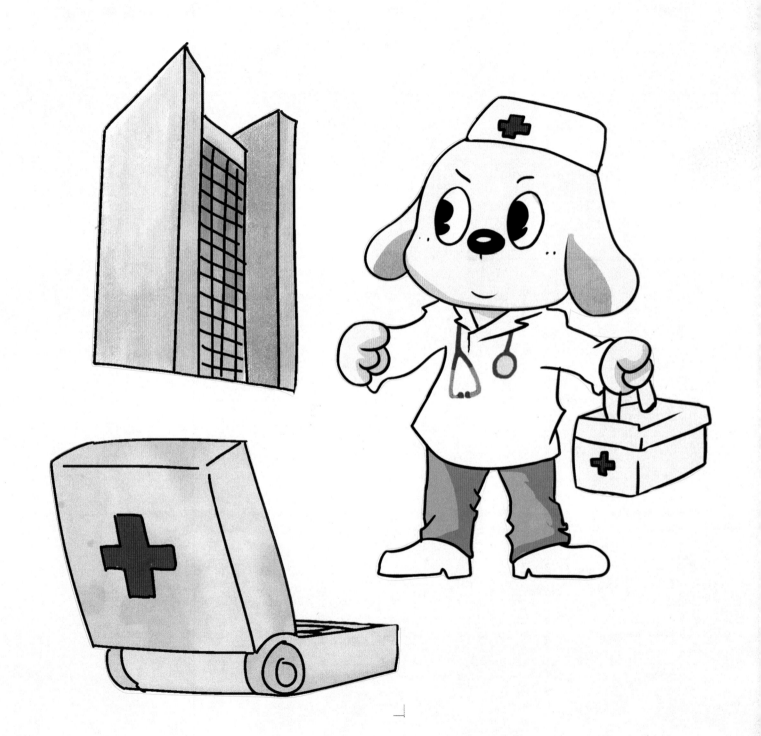

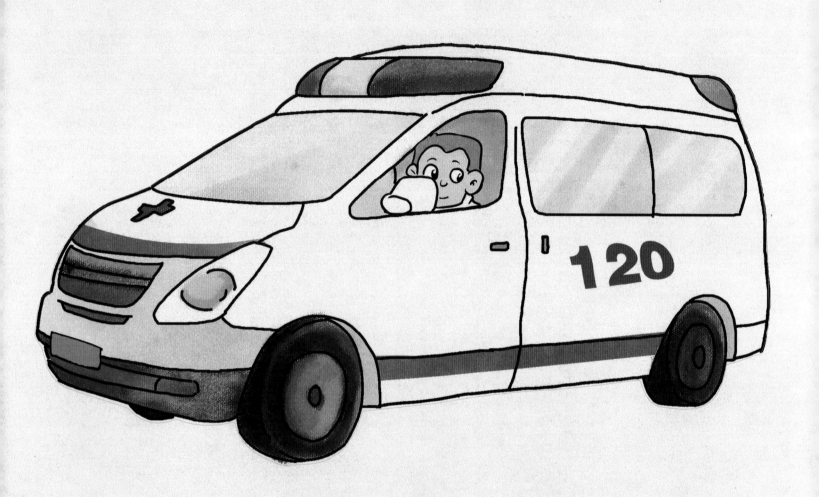

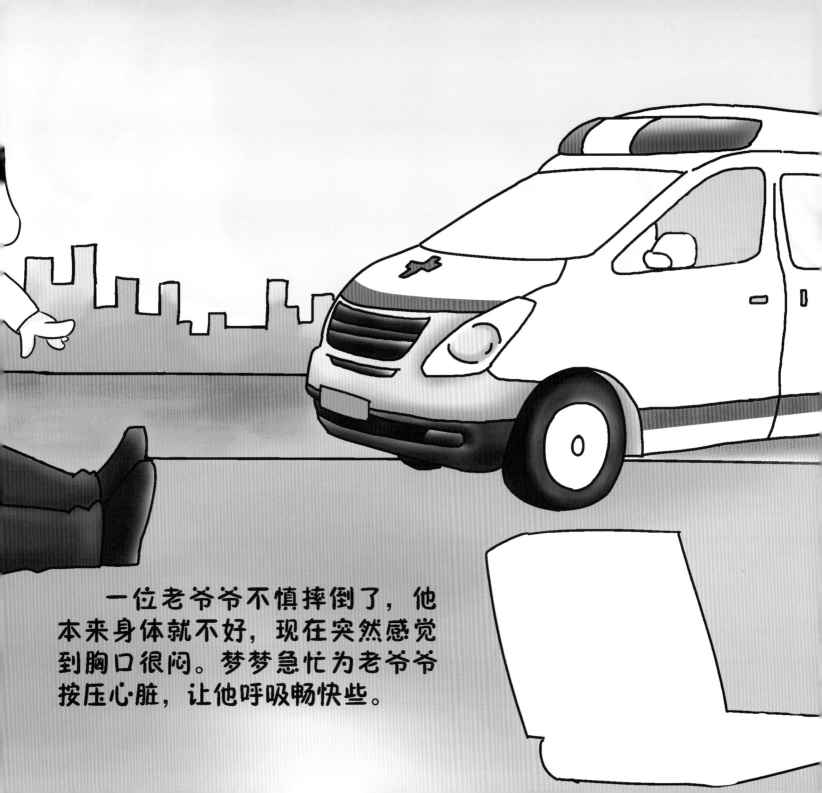

一位老爷爷不慎摔倒了，他本来身体就不好，现在突然感觉到胸口很闷。梦梦急忙为老爷爷按压心脏，让他呼吸畅快些。

梦梦手持心脏除颤器按向病人心脏，病人的心脏恢复了正常跳动，呼吸也顺畅了。

（心脏除颤器是目前临床上广泛使用的抢救设备之一，具有疗效高、作用快、操作简便以及与药物相比较为安全等优点。）

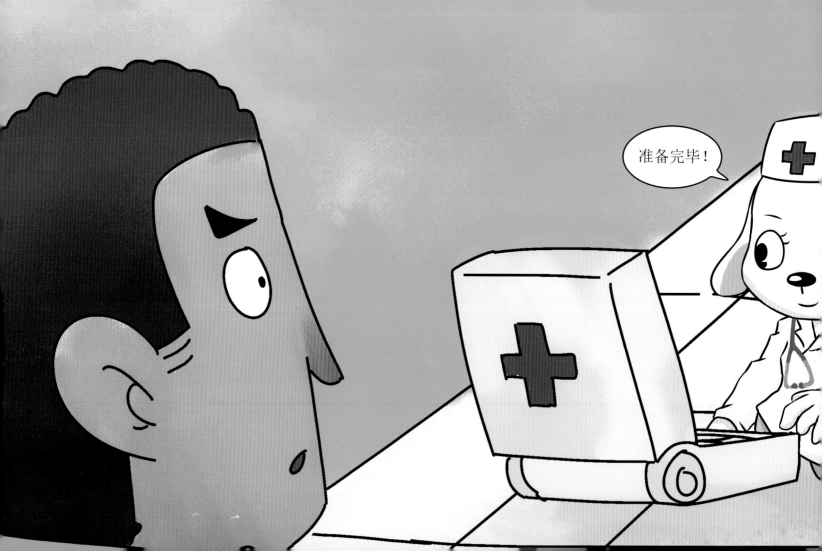

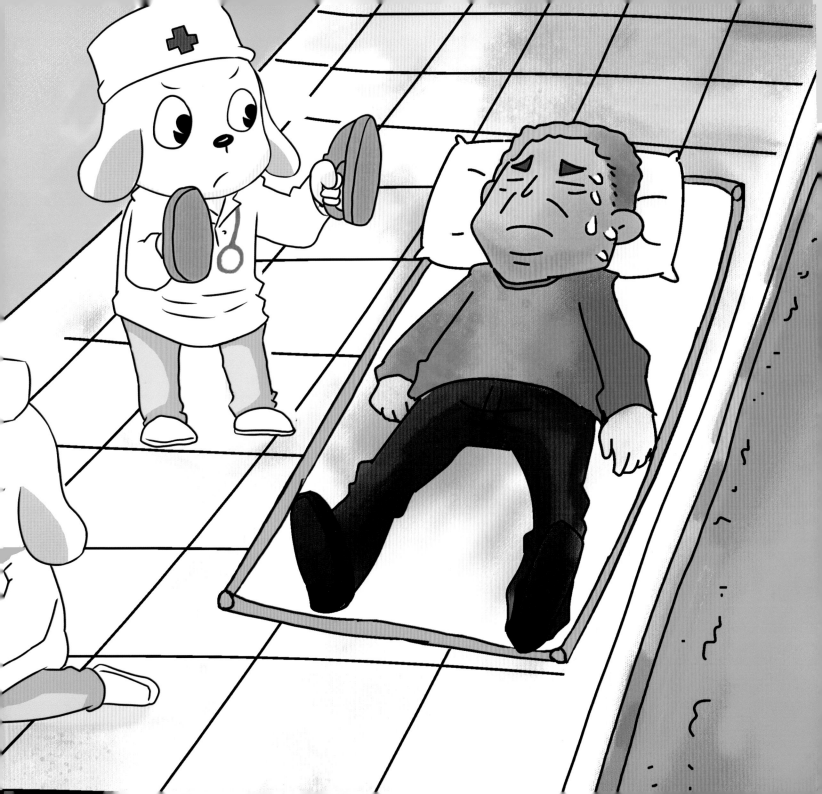

老爷爷终于得救了，梦梦松了一口气，老爷爷的家人激动万分，表示感谢。急救人员将老爷爷抬进急救车中，到医院进行进一步地观察、治疗。

小朋友，让我们一起来学习正确的抬担架方式吧！

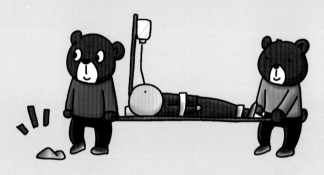

抬运患者前必须首先了解周围环境，时刻注意自己脚下是否有障碍物，避免被绊倒。

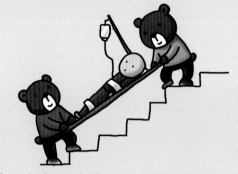

在搬运担架上台阶时，走在前面的担架员要放低担架，后面的要抬高，以使病人保持水平状态，下台阶时相反。

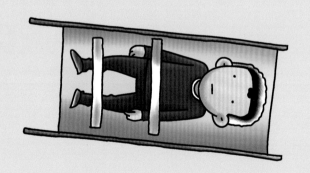

担架员在使用绑带固定患者时，上肢捆在肘、腕关节之间，下肢捆在膝、踝关节之间，保证搬运过程中患者身体在担架里。

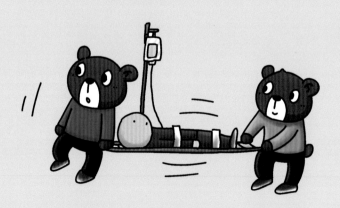

抬运患者行进时不可过快，防止发生坠落、摔伤等意外。

急诊科医生的工作职责

　　急诊科医生不但要做好本职工作，还得样样精通，除日常救治工作外，还要参加应急救援工作，执行教学任务，一旦碰到危重病人，一直都是在与时间赛跑、为生命接力。

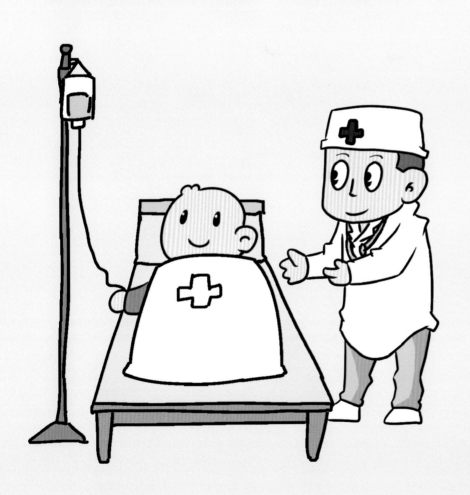
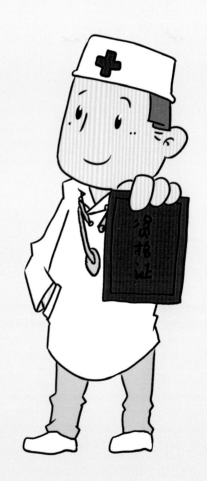

急救车到了医院，将病人送到了病房，由专科医生开始接诊。急救科医生的工作可真不容易，专门解决急性病和危重性病人。小朋友，你们知道右面的病人应该送到什么科室？请连线。

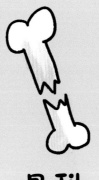

骨科

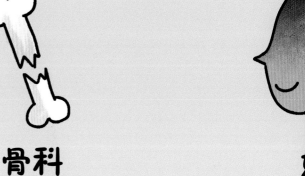

小朋友，你还知道哪些急救知识呢？

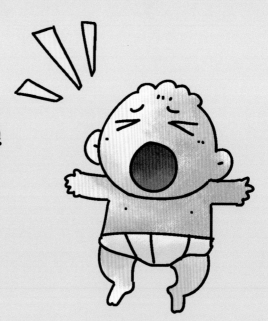

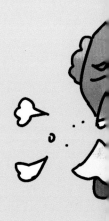

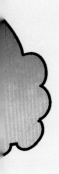

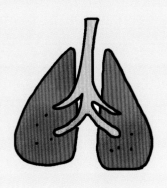

内科

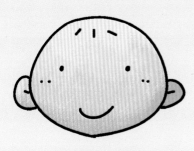

儿科

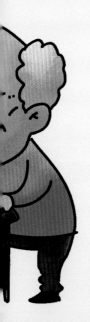

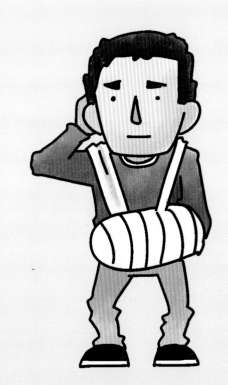

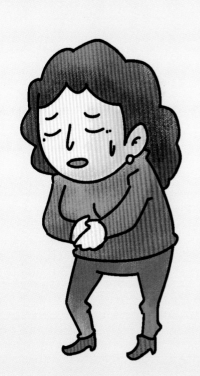

人工心·肺复苏术

1. 施救者跪在患者身旁，将患者双腿打开与肩部

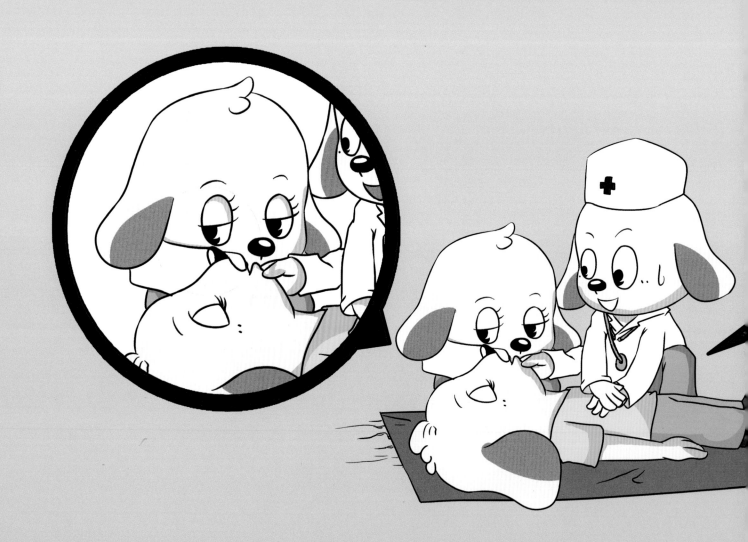

保持同宽。然后被救者的头偏向一侧，清理口腔内的分泌物，以保证呼吸道的顺畅。

2. 把头部扳正后，开始进行胸外心脏连续按压15次，成人深度为5-6厘米，婴儿接近4厘米，然后进行两次人工呼吸。

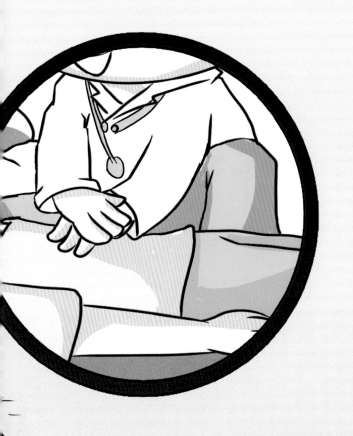

3. 按压时将手掌重叠放在另一只手背上，使手掌放于胸骨中下三分之一交界处，采用两手手指交叉抬起进行按压。

4. 进行人工呼吸时要充分上提下颌，5个循环之后再次判断病人的呼吸情况。

让角色扮演给孩子们带来快乐

涂色、粘贴、手工、职业认知、情商教育完美融合

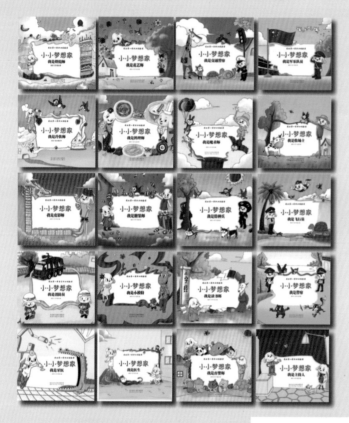

图书在版编目（CIP）数据

我是医生 / 壹卡通动漫编绘． — 西安：陕西科学
技术出版社，2016.3
ISBN 978-7-5369-6659-8

Ⅰ．①我… Ⅱ．①壹… Ⅲ．①医生—儿童读物 Ⅳ．
① R192.3-49

中国版本图书馆 CIP 数据核字 (2016) 第 032921 号

出版发行 陕西新华出版传媒集团 陕西科学技术出版社
西安北大街 131 号 邮编 710003
电话（029）87211894 87212206 87260001
http://www.snstp.com
印 刷 陕西金和印务有限公司
规 格 880mm×1230mm 20 开本 1 印张
版 次 2016 年 9 月第 1 版 2016 年 9 月第 1 次印刷

儿童职业体验

★ 让孩子体验真实的生活场景

★ 培养孩子的交际能力

★ 启发孩子的创造力、想象力、
　逻辑推理能力

扫码有惊喜！

扫码有惊喜！

建议上架：儿童 画本

ISBN 978-7-5369-6659-8

定价： 12.80 元